图解新型冠状病毒肺炎预防手册（学生版）

主编　周旺　王浩之　王强

TUJIE
XINXING GUANZHUANG BINGDU
FEIYAN
YUFANG SHOUCE
（XUESHENG BAN）

长江出版传媒　湖北科学技术出版社

图书在版编目(CIP)数据

图解新型冠状病毒肺炎预防手册(学生版)/周旺等主编.—武汉:湖北科学技术出版社,2020.3

ISBN 978-7-5706-0878-2

Ⅰ.①图… Ⅱ.①周… Ⅲ.①日冕形病毒-病毒病-肺炎-预防(卫生)-图解 Ⅳ.①R563.101-64

中国版本图书馆 CIP 数据核字(2020)第 027709 号

责任编辑:冯友仁 李 青 封面设计:喻 杨

出版发行:湖北科学技术出版社 电话:027-87679447
地 址:武汉市雄楚大街 268 号 邮编:430070
　　　　(湖北出版文化城 B 座 13-14 层)
网 址:http://www.hbstp.com.cn

印 刷:湖北鑫光印务股份有限公司 邮编:432500

880×1230　　　　1/32　　　　2.5 印张　　　　50 千字
2020 年 3 月第 1 版　　　　　　　　2020 年 3 月第 1 次印刷
　　　　　　　　　　　　　　　　　　　　定价:12.00 元

《图解新型冠状病毒肺炎预防手册》
（学生版）

主　编： 周　旺（武汉市疾病预防控制中心）

　　　　　王浩之（速溶综合研究所）

　　　　　王　强（武汉科技大学医学院）

图　解： 王海晨　　王梓烟　　刘诗阳　　司　晨　　王　玮

　　　　　林夏薇　　杨　帆　　申雨彤　　曾芳云　　周俊怡

　　　　　王　华　　吕爽尔　　石　寒　　武文博　　刘　柳

　　　　　孔彦妤　　洪绮敏　　韩晓彤　　吴　玮　　蒋雯雪

　　　　　杨　蓉　　王舒婷　　王琦楠　　阿布都热依木·阿布力米提

插　画： 刘诗阳

前 言

　　新型冠状病毒肺炎（世界卫生组织命名为COVID-19），在短期内快速扩散，造成极大的健康损害，再次警示我们，传染病依然是人类巨大而持久的威胁。为了更好地增进广大学生朋友对新型冠状病毒肺炎的认识，指导个人预防，降低传播风险，我们把新型冠状病毒肺炎的有关知识编撰成《图解新型冠状病毒肺炎预防手册》（学生版）。

　　《图解新型冠状病毒肺炎预防手册》（学生版）精选了新型冠状病毒肺炎防控中与中小学学生生活、学习等密切关联的最新知识，包括认识冠状病毒、了解传播风险、早发现早治疗、个人防护措施、场所卫生要求、传染病相关知识等六章内容。图书采用生动活泼的插图，辅以简洁文字说明的编撰形式，内容丰富、科学准确、通俗易懂，适合广大读者阅读。

　　预防和控制新型传染病疫情需要科学知识的支撑和大众的积极参与，希望该手册能带来知识的力量，众志成城，为抵御疫病共筑坚实屏障。

编者

2020年2月

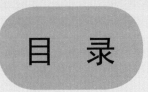
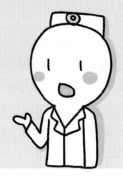

目　录

>>> 第 **1** 章　**认识冠状病毒**

>>> 第 **2** 章　**了解传播风险**

>>> 第 **3** 章　　**早发现早治疗**

第 **4** 章 >>> 个人防护措施

>>> 第 **5** 章　　**场所卫生要求**

>>> 第 **6** 章　　**传染病相关知识**

第 **1** 章

认识冠状病毒

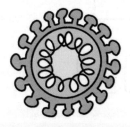

什么是冠状病毒?

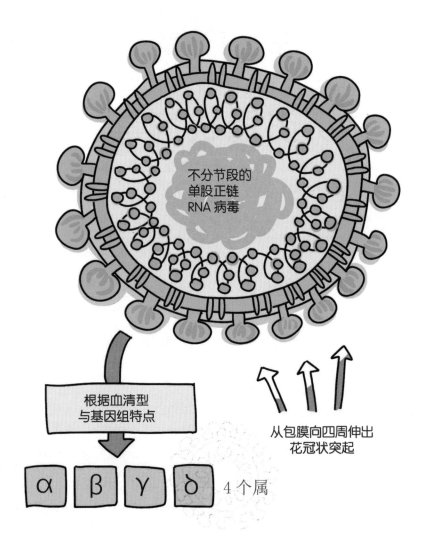

不分节段的
单股正链
RNA 病毒

根据血清型
与基因组特点

从包膜向四周伸出
花冠状突起

α β γ δ 4个属

提示: 由于该病毒包膜上有向四周伸出的突起,形似花冠而得名。

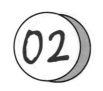

冠状病毒具有怎样的形态和结构？

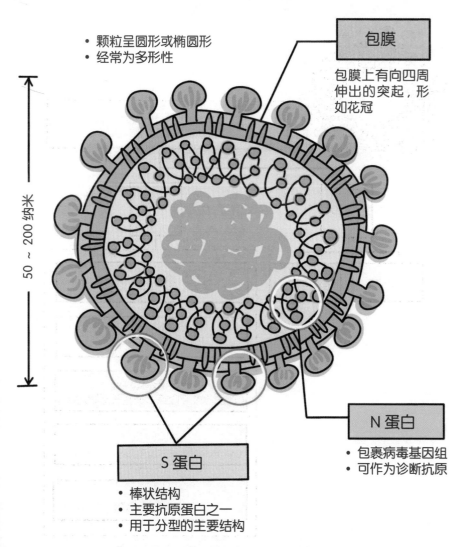

- 颗粒呈圆形或椭圆形
- 经常为多形性

包膜

包膜上有向四周伸出的突起，形如花冠

50 ~ 200 纳米

N 蛋白

- 包裹病毒基因组
- 可作为诊断抗原

S 蛋白

- 棒状结构
- 主要抗原蛋白之一
- 用于分型的主要结构

提示： 冠状病毒颗粒呈圆形或椭圆形，直径 50~200 纳米，有包膜。

目前感染人类的冠状病毒有几种?

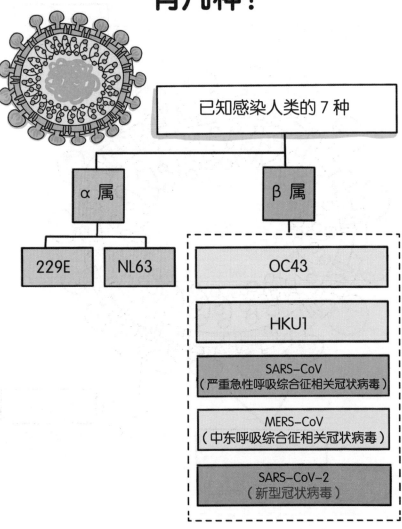

已知感染人类的 7 种

α 属

β 属

229E

NL63

OC43

HKU1

SARS-CoV
(严重急性呼吸综合征相关冠状病毒)

MERS-CoV
(中东呼吸综合征相关冠状病毒)

SARS-CoV-2
(新型冠状病毒)

提示: 目前感染人类的冠状病毒有 SARS 病毒和新型冠状病毒等 7 种。

哪些野生动物会携带冠状病毒？

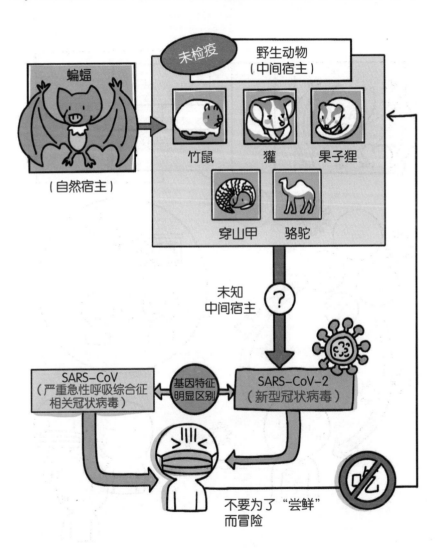

提示： 很多野生动物都可能携带病原体，不要食用野生动物。

冠状病毒如何由动物传到人？

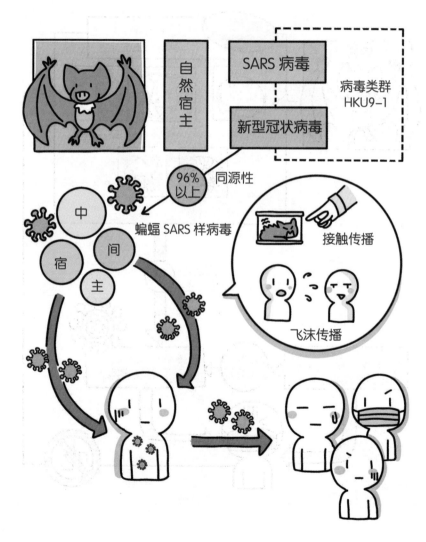

提示： 蝙蝠→中间宿主→人。

冠状病毒的抵抗力如何?

可有效灭活冠状病毒

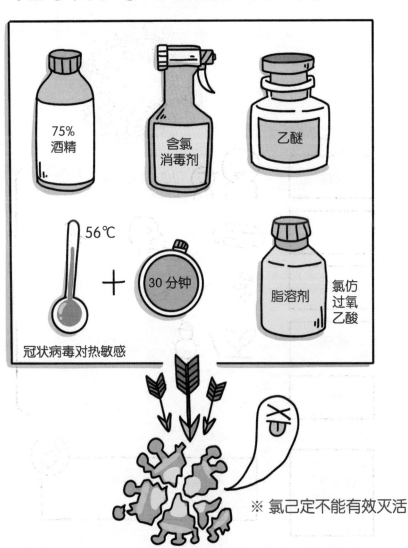

提示： 掌握正确的方法能有效地灭活冠状病毒。

冠状病毒的致病性如何？

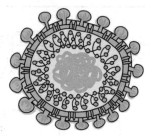

对象	人群普遍易感	
症状	发热 咳嗽 乏力 肌肉酸痛 / 流鼻涕 打喷嚏 咽喉炎 / 腹泻	特性
路径	飞沫 粪-口	
季节	冬春季流行	
潜伏期	3~7 天	

致死率 传染性	不同冠状病毒的致死率和传染性不同

提示： 感染症状大多与感冒类似，普遍人群易感。

什么是新型冠状病毒？

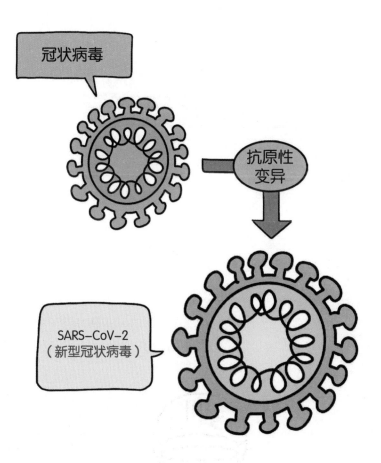

提示： 2020 年初流行的新型冠状病毒（β 属）是一种变异的冠状病毒。

第 **2** 章

了解传播风险

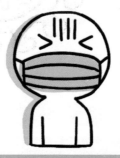

09

新型冠状病毒为什么会流行?

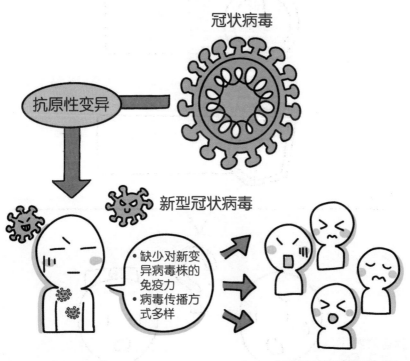

冠状病毒

抗原性变异

新型冠状病毒

- 缺少对新变异病毒株的免疫力
- 病毒传播方式多样

新型冠状病毒流行

提示: 因为人群缺少对变异的新型冠状病毒的免疫力,才会导致疾病流行。

新型冠状病毒的免疫性如何?

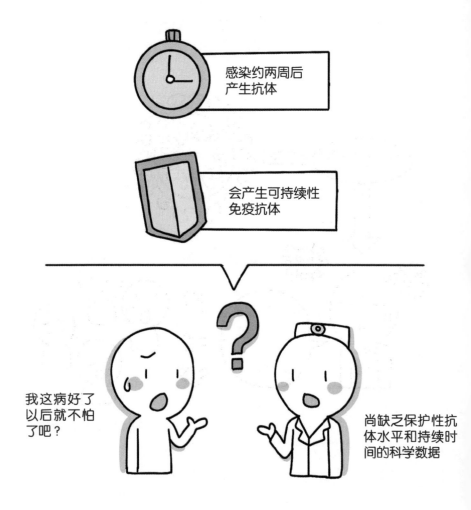

提示: 感染数周至数年内，体内保护性抗体水平较高时，可避免再次感染。

哪些人容易感染新型冠状病毒?

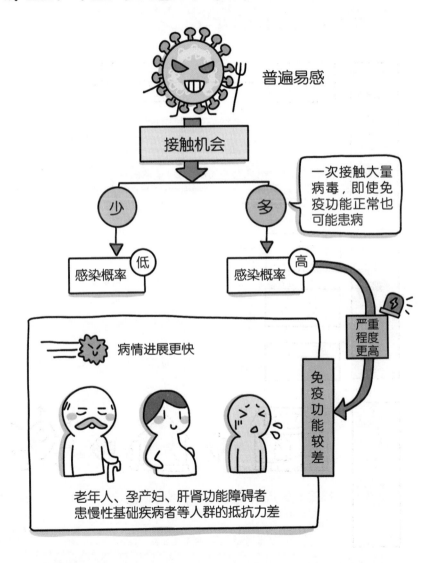

提示: 人群普遍易感，特殊人群感染后严重程度更高。

新型冠状病毒肺炎
有什么流行病学特点?

传播动力学

初期 ➞ 早期

平均潜伏期：2.5 天

流行加倍时间：7.4 天
平均连续间隔：7.5 天
基本再生指数：2.2~3.8

※ 流行加倍时间：感染人数增加 1 倍的时间
※ 平均连续间隔：一人传至另一人的平均间隔时间
※ 基本再生指数 (RO)：每例病人平均传播感染人数

发病至诊断时间

轻症病人
发病→首次就诊平均间隔：5.8 天
发病→住院平均间隔：12.5 天

重症病人
发病→住院平均时间：7 天
发病→诊断平均时间：8 天

死亡病人
发病→诊断平均时间：9 天

传播阶段

局部暴发阶段
主要与海鲜市场
暴露有关

社区传播阶段
社区和家庭内
发生人际传播和
聚集性传播

大范围扩散阶段
随人群流动
疫情迅速扩大和
蔓延

提示： 掌握疫情的流行病学特点有利于明确对疑似患者的诊断。

新型冠状病毒的传播途径有哪些?

咳嗽、打喷嚏、谈话

易感者吸入后感染

呼吸道飞沫传播

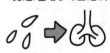

主要的直接接触传播方式

密切接触传播

手接触污染物品后再接触口腔、鼻腔、眼睛等黏膜导致感染

粪-口传播

从确诊病人的粪便中检测到新型冠状病毒,提示存在该种可能,传播途径尚待明确

气溶胶传播

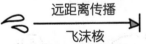

远距离传播

飞沫核(蛋白质与病原体)

在相对密闭的环境中长时间暴露于高浓度气溶胶情况下存在经气溶胶传播可能

母婴传播

已有确诊孕妇所生新生儿出生 30 小时后咽拭子病毒核酸阳性,须科学研究证实

提示: 疫情期间,做好个人防护和手卫生非常重要。

新型冠状病毒会人传人吗?

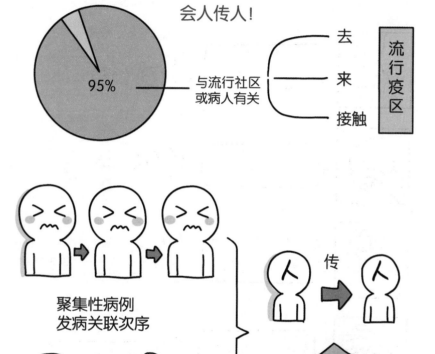

会人传人!

95%

与流行社区
或病人有关

去

来

接触

流行疫区

聚集性病例
发病关联次序

传

人 → 人

社区
获得性
肺炎

医护人员感染情况

一定范围的社区传播

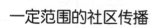

提示: 人传人特征十分明显,社区传播风险较高。

16

什么是飞沫传播?

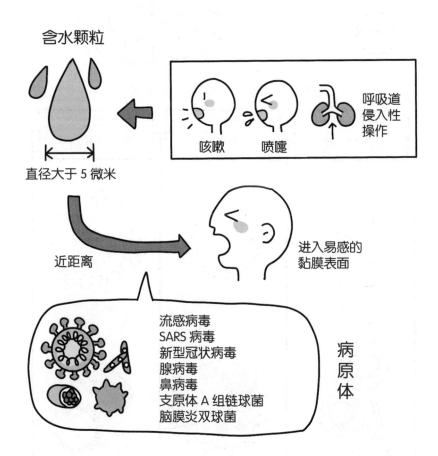

含水颗粒

直径大于 5 微米

咳嗽　喷嚏　呼吸道侵入性操作

近距离

进入易感的黏膜表面

流感病毒
SARS 病毒
新型冠状病毒
腺病毒
鼻病毒
支原体 A 组链球菌
脑膜炎双球菌

病原体

提示： 经呼吸道飞沫、密切接触传播是新型冠状病毒传播的主要途径。

什么是空气传播？

 直径小于 5 微米
病原体附着

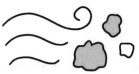 可通过
空气传播

长时间、远距离散播后仍有传染性

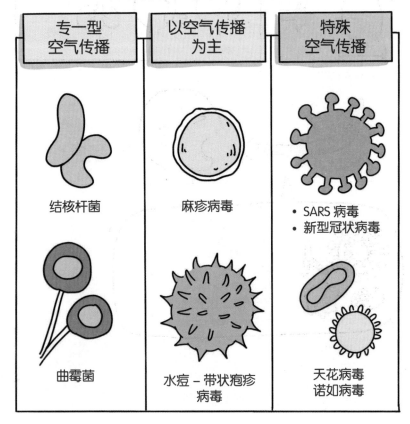

专一型空气传播	以空气传播为主	特殊空气传播
结核杆菌	麻疹病毒	• SARS 病毒 • 新型冠状病毒
曲霉菌	水痘 – 带状疱疹病毒	天花病毒 诺如病毒

提示： 附着病原体的气溶胶颗粒，可以通过空气传播。

18

什么是接触传播?

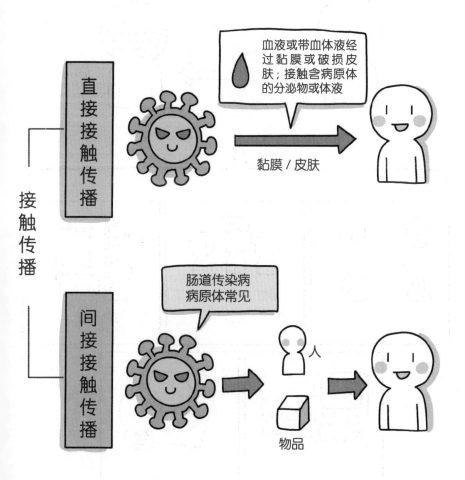

提示: 如直接接触或间接接触过病人,则需要及时隔离观察。

什么是密切接触者？

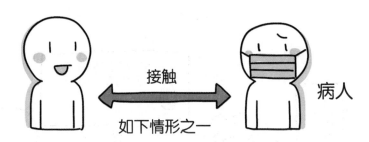

接触

如下情形之一

病人

同住　　同学

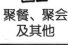

工作　　聚餐、聚会
　　　　及其他

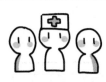

诊疗、护理、
探视未采取有效
防护措施

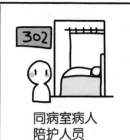

同病室病人
陪护人员

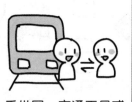

乘坐同一交通工具或
电梯并近距离接触

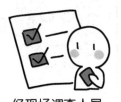

经现场调查人员
评估符合条件

提示： 有上述接触病例情形的人应主动进行隔离观察。

20

什么是隔离医学观察？

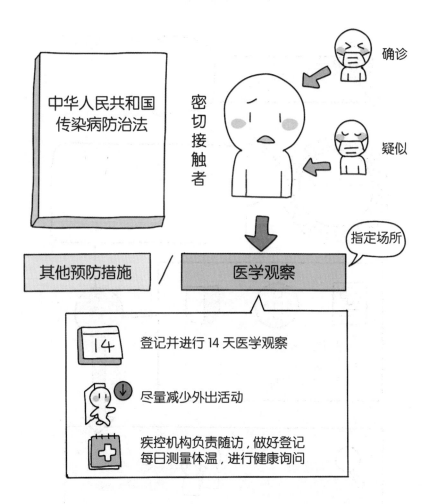

提示: 进行隔离医学观察的时候需要调整好心态，严格遵守医学观察程序。

为什么要对新冠肺炎密切接触者医学观察 14 天?

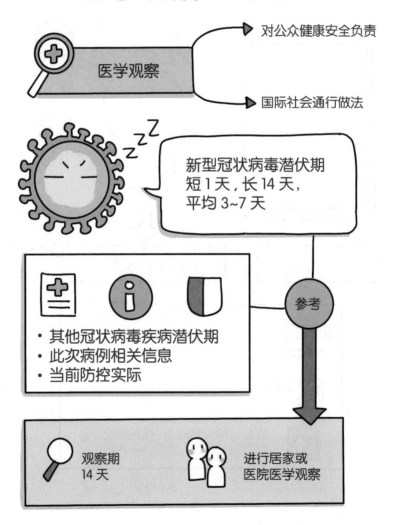

医学观察
→ 对公众健康安全负责
→ 国际社会通行做法

新型冠状病毒潜伏期
短 1 天,长 14 天,
平均 3~7 天

- 其他冠状病毒疾病潜伏期
- 此次病例相关信息
- 当前防控实际

参考

观察期
14 天

进行居家或
医院医学观察

提示: 根据新型冠状病毒的潜伏期和国际惯例定为 14 天。

第 **3** 章

早发现早治疗

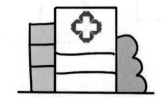

新型冠状病毒肺炎病人有什么临床表现?

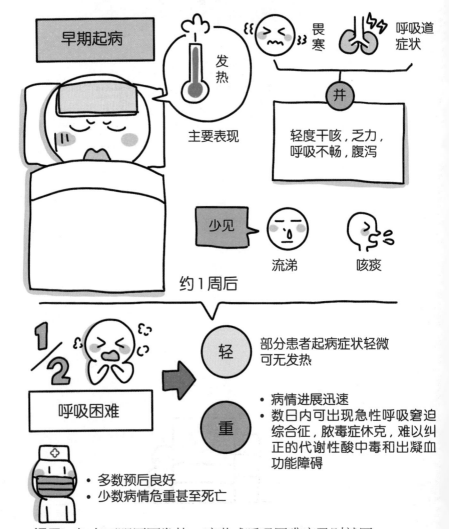

提示： 如有不明原因发热、咳嗽或呼吸困难应及时就医。

24

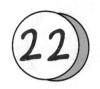

新型冠状病毒肺炎的胸部影像学有什么特征?

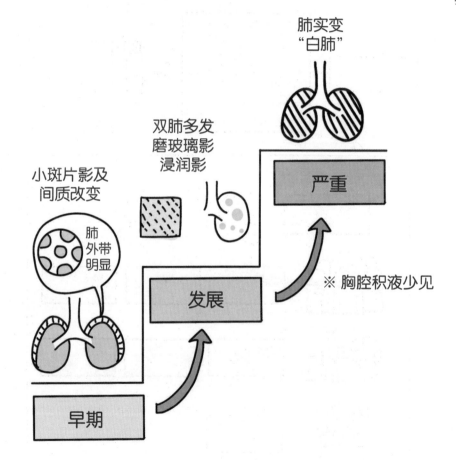

肺实变
"白肺"

双肺多发
磨玻璃影
浸润影

小斑片影及
间质改变

肺外带
明显

严重

※ 胸腔积液少见

发展

早期

提示： 严重的新型冠状病毒肺炎患者会出现"白肺"的症状。

新型冠状病毒肺炎怎样进行实验室检查?

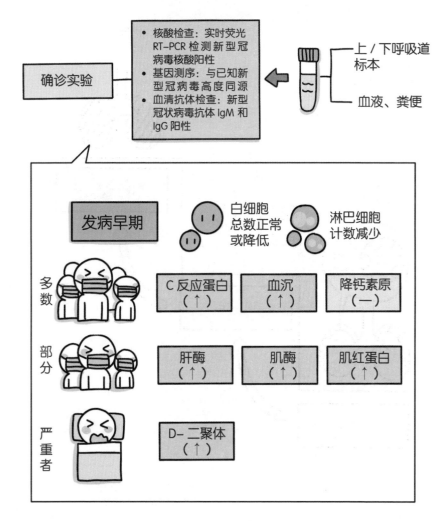

确诊实验

- 核酸检查: 实时荧光 RT-PCR 检测新型冠病毒核酸阳性
- 基因测序: 与已知新型冠病毒高度同源
- 血清抗体检查: 新型冠状病毒抗体 IgM 和 IgG 阳性

上 / 下呼吸道标本

血液、粪便

发病早期

白细胞总数正常或降低

淋巴细胞计数减少

多数

C 反应蛋白
(↑)

血沉
(↑)

降钙素原
(一)

部分

肝酶
(↑)

肌酶
(↑)

肌红蛋白
(↑)

严重者

D- 二聚体
(↑)

提示: 目前可通过病原学和血清学检查来快速检测出患者是否感染。

临床上怎样识别
新型冠状病毒肺炎病例？

流行病学史

- 发病前两周内
- 疫区旅行、居住史

发病前 14 天内接触过
发热伴呼吸道症状病人

有聚集性发病

临床表现

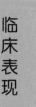发热、干咳、乏力

畏寒 呼吸不畅、腹泻

注意：部分病人症状轻微或无症状

诊断

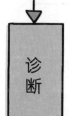具有病毒性肺炎影像学特征

↓ — ↓
发病早期白细胞总数正常或降低，或淋巴细胞计数减少

提示： 目前须结合临床表现、流行病学史进行判断。

临床上怎样确诊
新型冠状病毒肺炎病例?

 符合疑似病例标准

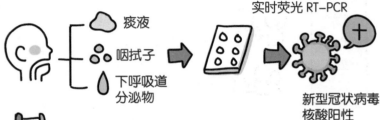

实时荧光 RT-PCR

痰液

咽拭子

下呼吸道
分泌物

新型冠状病毒
核酸阳性

病毒基因测序与
已知新型冠状病毒高度同源

 特异型血清抗体检查
IgG 阳性
IgM 阳性

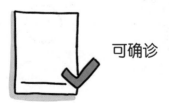 可确诊

提示： 须结合临床表现、流行病学史及核酸检测结果进行判断。

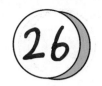

临床上如何诊断
新型冠状病毒肺炎危重病例?

生命体征
不稳定

病情变化
迅速

两个以上器官系
统功能不稳定、
减退或衰竭

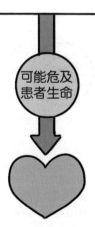

可能危及
患者生命

提示: 新型冠状病毒肺炎危重病例可出现多器官衰竭，患者有生命危险。

新型冠状病毒肺炎需要
与哪些疾病相鉴别?

细菌性肺炎

 咳嗽　　咳痰　　原有呼吸道症状加重

脓性痰血痰　　或伴胸痛　　不具有传染性

严重急性呼吸综合征（SARS）

中东呼吸综合征（MERS）

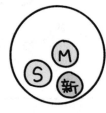 不同亚群分支　　 基因序列差异较大

  新型冠状病毒肺炎与 SARS、 MERS 有相似之处，单从临床表现、胸部影像学难以鉴别，须依靠病原学检测进行鉴别

其他病毒性肺炎

流感病毒、鼻病毒、腺病毒、 人偏肺病毒、呼吸道合胞病毒及其他冠状病毒感染所致肺炎

提示：有异常症状须及时就医，切勿自己在家"治疗"。

密切接触者应该怎么办?

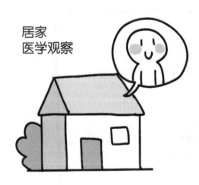

居家
医学观察

不恐慌、不上班、不上学、
不随便外出

做好自我身体状况观察
定期接受社区医生随访

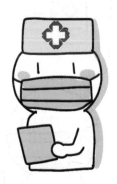

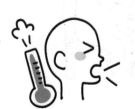

发热、咳嗽等
异常临床表现

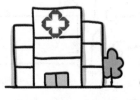

及时向当地疾病预防控制机构报告,
前往指定医疗机构排查诊治

提示: 居家隔离时一旦发现异常临床症状须及时报备就医。

怀疑自己感染了新型冠状病毒应该怎么办?

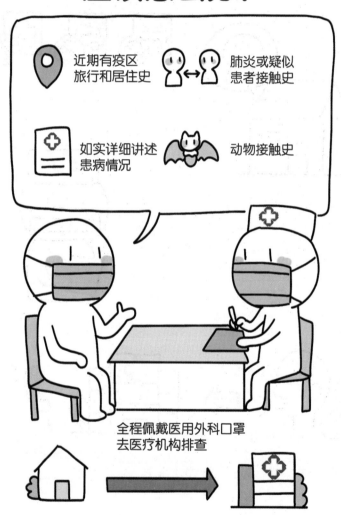

近期有疫区旅行和居住史

肺炎或疑似患者接触史

如实详细讲述患病情况

动物接触史

全程佩戴医用外科口罩去医疗机构排查

提示： 应做好个人防护后再去医院进行排查。

治疗新型冠状病毒如何选择治疗场所?

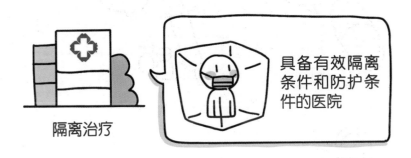

隔离治疗

具备有效隔离条件和防护条件的医院

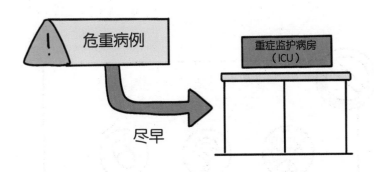

危重病例

重症监护病房（ICU）

尽早

提示： 医院的隔离、防护及救治十分关键。

目前防治新型冠状病毒肺炎有无特效药和疫苗？

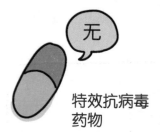

特效抗病毒药物

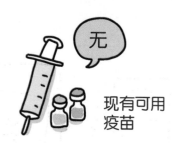

现有可用疫苗

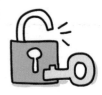

治疗以对症、支持为主

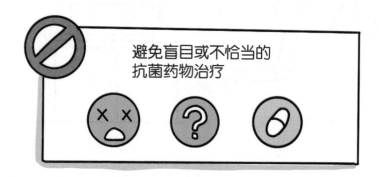

避免盲目或不恰当的抗菌药物治疗

提示： 在特效药和疫苗出来前，做好个人防护和手卫生十分关键。

新型冠状病毒肺炎如何治疗?

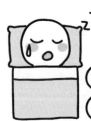

卧床休息
加强支持治疗

① 水、电解质平衡

② 维持人体内环境
稳定

根据病情
监测各项指标

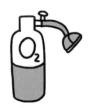

有效氧疗措施

抗菌药物治疗
及时应用

暂无有效
抗病毒药物

中医药治疗
辨证施治

提示: 主要以对症、支持治疗为主。

第 **4** 章

个人防护措施

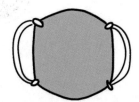

如何保护自己远离新型冠状病毒?

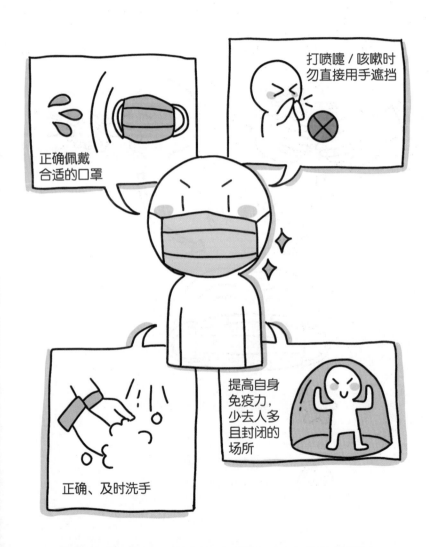

提示： 勤洗手、戴口罩是保护自己远离疾病的关键。

戴口罩能挡住新型冠状病毒吗?

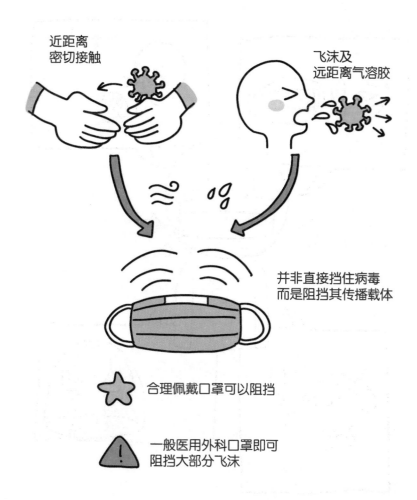

近距离
密切接触

飞沫及
远距离气溶胶

并非直接挡住病毒
而是阻挡其传播载体

合理佩戴口罩可以阻挡

一般医用外科口罩即可
阻挡大部分飞沫

提示：合理佩戴口罩可有效地阻挡飞沫传播。

不同类型的口罩有什么特点?

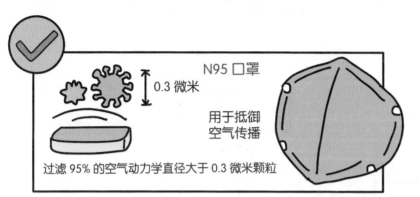

N95 口罩

0.3 微米

用于抵御
空气传播

过滤 95% 的空气动力学直径大于 0.3 微米颗粒

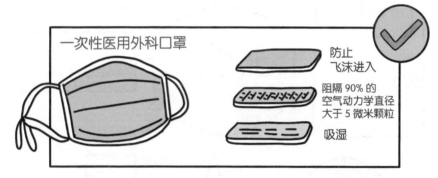

一次性医用外科口罩

防止
飞沫进入

阻隔 90% 的
空气动力学直径
大于 5 微米颗粒

吸湿

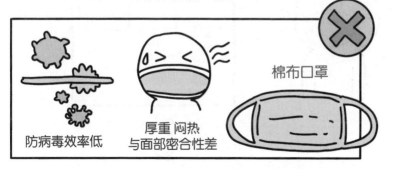

防病毒效率低

厚重 闷热
与面部密合性差

棉布口罩

提示: 根据实际情况合理地选择口罩。

KN95 口罩和 N95 口罩有区别吗?

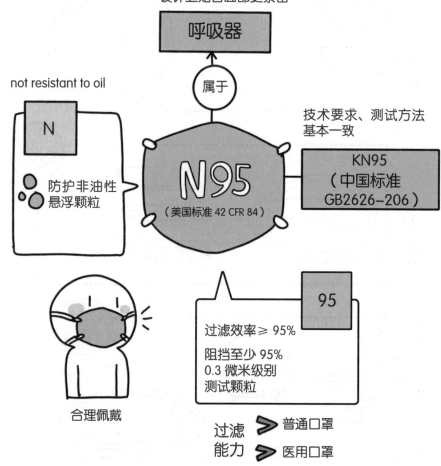

呼吸防护设备
设计上贴合面部更紧密

呼吸器

属于

not resistant to oil

N

防护非油性
悬浮颗粒

N95
（美国标准 42 CFR 84）

技术要求、测试方法
基本一致

KN95
（中国标准
GB2626-206）

合理佩戴

95

过滤效率 ≥ 95%

阻挡至少 95%
0.3 微米级别
测试颗粒

过滤
能力 ＞ 普通口罩
＞ 医用口罩

提示: 二者防护级别相同,只是执行的标准不同。

怎样正确佩戴口罩?

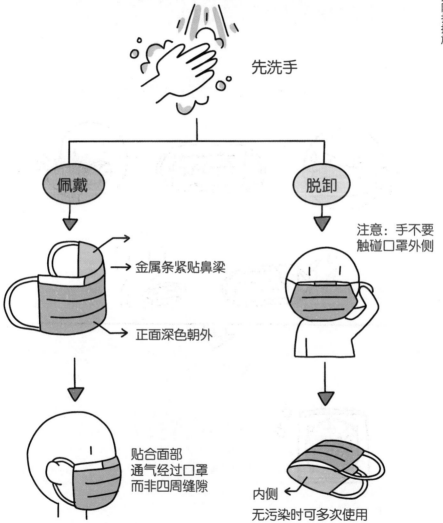

先洗手

佩戴

脱卸

注意：手不要
触碰口罩外侧

金属条紧贴鼻梁

正面深色朝外

贴合面部
通气经过口罩
而非四周缝隙

内侧
无污染时可多次使用

提示： 只有正确地佩戴口罩才能有效地阻挡病毒。

41

口罩是不是一直戴都有效？
N95 口罩可以使用多久？

不是，出现下列情况须更换口罩！

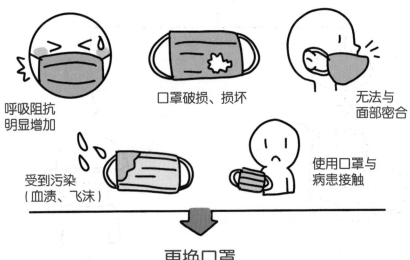

呼吸阻抗
明显增加

口罩破损、损坏

无法与
面部密合

受到污染
（血渍、飞沫）

使用口罩与
病患接触

更换口罩

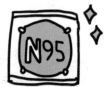

N95 口罩最佳佩戴时间尚无定论
没有充足供应情况下
无明显弄脏或损坏
可考虑继续使用

提示： 防疫物资缺乏时期，建议减少外出并合理地使用口罩。

口罩应该如何选择?

对佩戴者自身防护能力

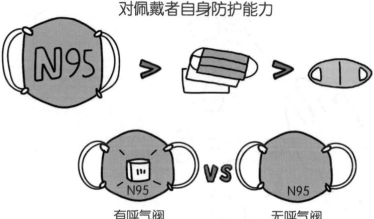

有呼气阀

无呼气阀

呼吸轻松一些
减少热量积聚

会使呼吸更加困难，
慢性呼吸疾病、
心脏病或其他伴有
呼吸困难症状者慎用

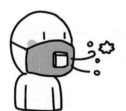

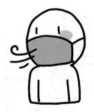

病毒携带者或需要维持无菌环境时
应选用没有呼气阀的 N95 口罩

提示：普通人日常防护只需要一次性医用外科口罩即可。

洗手在预防呼吸道传播疾病中有何作用?

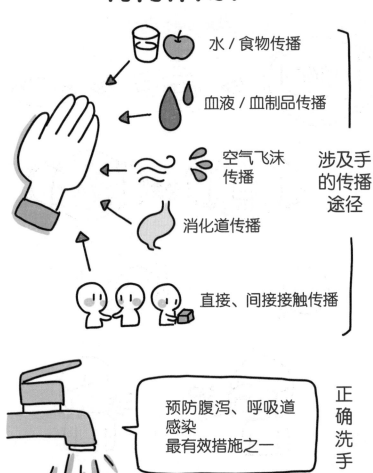

水 / 食物传播

血液 / 血制品传播

空气飞沫传播

消化道传播

涉及手的传播途径

直接、间接接触传播

预防腹泻、呼吸道感染最有效措施之一

正确洗手

提示: 正确地洗手是预防腹泻和呼吸道疾病的最有效措施之一。

正确洗手的方法和步骤是什么？

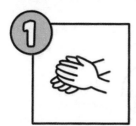
将清洗剂放在手上，双手掌心相对，手指并拢，相互搓擦。

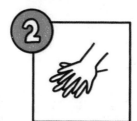
手心对手背，沿指缝相互搓擦，双手交换进行。

掌心相对，双手交叉，沿指缝相互搓擦。

双手相扣，互相搓擦。

一只手握住另一只手的大拇指旋转搓擦，交换进行。

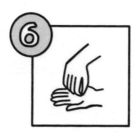
将五个手指尖并拢，在另一只手的手掌心旋转搓擦，交换进行。

一只手握住另一只的手腕旋转搓擦，交替进行。

※ 以上每个步骤中，每个动作不应少于 5 次，最后用清水冲洗净清洗剂。

提示： 掌握七步洗手法正确地洗手。

日常生活中哪些时刻需要洗手?

 咳嗽或
打喷嚏后

 照顾病人时

 制备食品
前、中、后

 吃饭前

 上厕所后

 手脏时

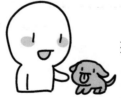 接触动物之后

提示: 日常生活中要养成勤洗手的好习惯。

46

用肥皂和清水洗手可预防冠状病毒感染吗？

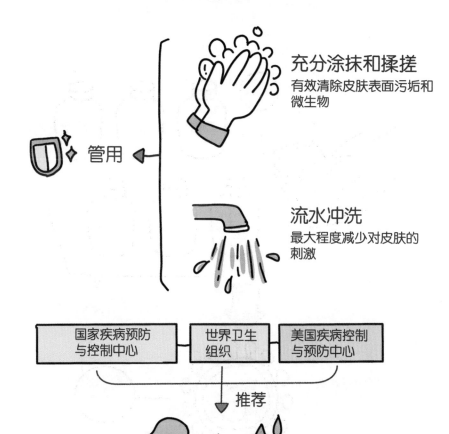

管用

充分涂抹和揉搓
有效清除皮肤表面污垢和微生物

流水冲洗
最大程度减少对皮肤的刺激

国家疾病预防与控制中心	世界卫生组织	美国疾病控制与预防中心

推荐

肥皂和清水（流水）充分洗手

提示： 勤洗手是预防鼻病毒、冠状病毒等病毒感染的有效措施之一。

医用酒精能减少
新型冠状病毒感染的风险吗?

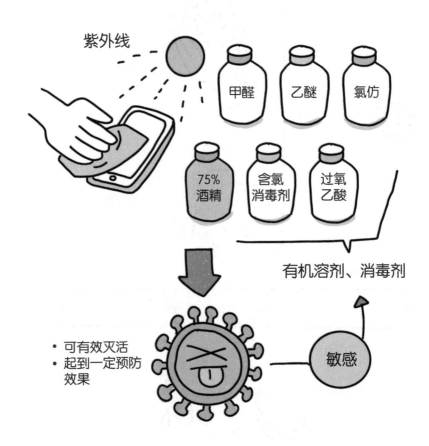

紫外线

甲醛　　乙醚　　氯仿

75%
酒精　　含氯
消毒剂　　过氧
乙酸

有机溶剂、消毒剂

- 可有效灭活
- 起到一定预防
  效果

敏感

提示: 75% 的医用酒精能在一定程度上减少新型冠状病毒感染的风险。

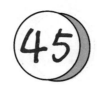

旅行在外缺水情况下如何洗手?

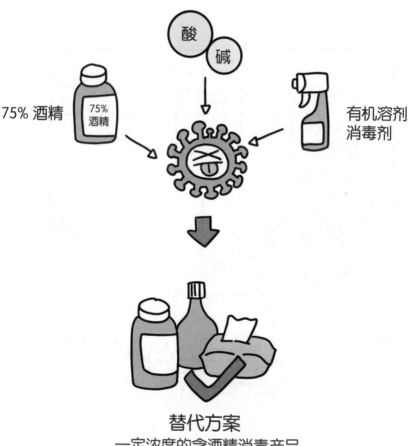

酸 碱

75% 酒精

75% 酒精

有机溶剂消毒剂

替代方案
一定浓度的含酒精消毒产品

提示: 达到一定浓度的含酒精消毒产品可以作为替代方案。

家庭如何通风?

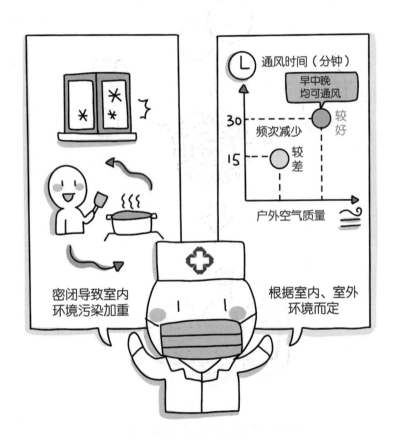

提示: 通风换气宜根据室内、室外的环境而定。

居家生活怎样预防
新型冠状病毒感染?

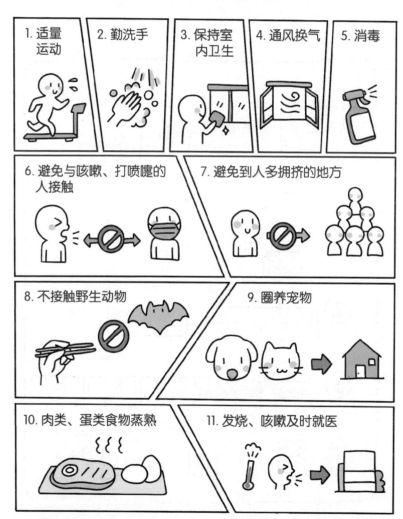

1. 适量运动

2. 勤洗手

3. 保持室内卫生

4. 通风换气

5. 消毒

6. 避免与咳嗽、打喷嚏的人接触

7. 避免到人多拥挤的地方

8. 不接触野生动物

9. 圈养宠物

10. 肉类、蛋类食物蒸熟

11. 发烧、咳嗽及时就医

提示: 提高卫生健康意识,养成良好的个人卫生习惯。

疑似新型冠状病毒感染且症状表现轻微者是否需要在家中隔离？

治疗能力与医疗资源不足时，世界卫生组织推荐

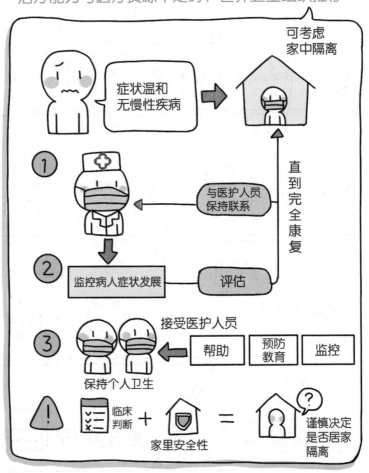

提示：是否进行家中隔离须经过临床判断和评估后才能决定。

疑似新型冠状病毒感染者如何进行家中隔离？

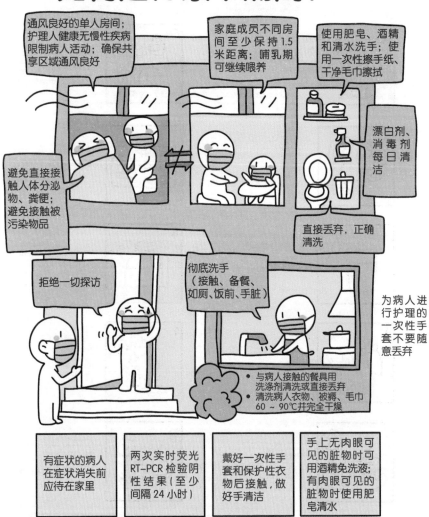

提示： 隔离期间如出现临床症状须及时报备送医。

53

新型冠状病毒流行期间如何做好个人养生和膳食营养安排?

每天摄入高蛋白类食物

饮食不足、老人或有基础疾病病人可额外补充2100千焦/天(500千卡)

每天吃新鲜蔬菜和水果

疫情期间不要节食、不要减重

适量饮水，不少于1500毫升/天

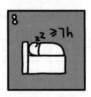
作息规律、睡眠充足，不少于7小时/天

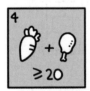
不要偏食，荤素搭配

不少于1小时/天的体育锻炼，不参加群体活动

既要吃饱，又要吃好

疫情期间建议适量补充矿物质、维生素、鱼油等保健品

提示： 做好营养全面的同时还要做好制作过程中的清洁工作。

51

面对新型冠状病毒，体育锻炼要遵循哪些原则？

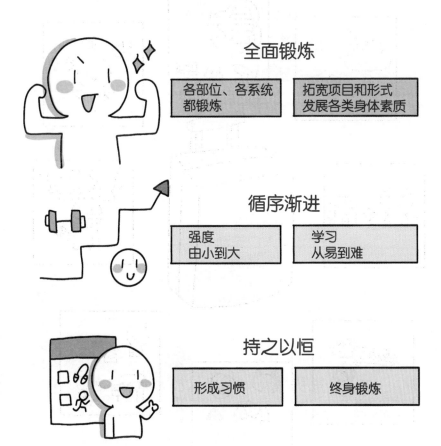

全面锻炼

| 各部位、各系统都锻炼 | 拓宽项目和形式发展各类身体素质 |

循序渐进

| 强度由小到大 | 学习从易到难 |

持之以恒

| 形成习惯 | 终身锻炼 |

提示： 体育锻炼要适合身体承受能力，循序渐进地锻炼。

55

旅行中应如何预防新型冠状病毒？

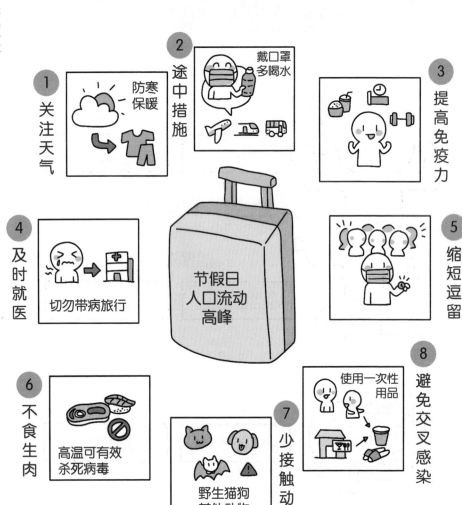

提示： 在节假日人流高峰期更应该注意个人的防护和手卫生。

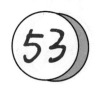

保持心理平衡
可以提高人体免疫力吗?

保持心理平衡可以提高人体免疫力

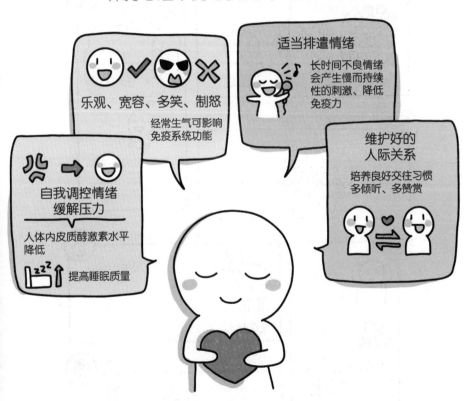

乐观、宽容、多笑、制怒

经常生气可影响免疫系统功能

适当排遣情绪

长时间不良情绪会产生慢而持续性的刺激、降低免疫力

维护好的人际关系

培养良好交往习惯多倾听、多赞赏

自我调控情绪缓解压力

人体内皮质醇激素水平降低

提高睡眠质量

提示: 始终保持积极、乐观的心态有助于免疫力的提高。

新型冠状病毒肺炎流行期间如何做好心理调节?

① 调整认知,科学看待新冠肺炎

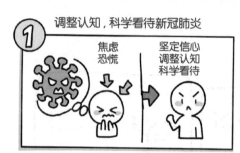

焦虑恐慌 → 坚定信心 调整认知 科学看待

② 正视并接纳自己的焦虑、恐惧情绪

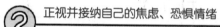
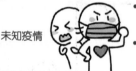

未知疫情

- 焦虑恐惧是正常情绪反应
- 接纳 容许 不必苛求

④

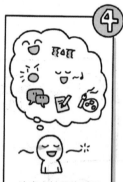

- 注意力转移能起到平静情绪的作用
- 在家进行娱乐活动可舒缓焦虑情绪

维持规律健康的生活工作作息

③

适当休息 充足睡眠 保持生活稳定性

合理安排饮食 多样均衡 摄入适当

有节奏有规律 转移对疫情的关注

保持适度运动锻炼

⑤ 采用放松技术调节情绪

- 想象放松法: 呼吸深慢均匀 + 体验体内暖流流动
- 肌肉放松法 手臂→头→躯干→腿 集中注意→紧张→保持→解除 →松弛
- 深呼吸放松法

⑥ 寻求专业支持

难以化解、改善的: 紧张、焦虑、恐惧、愤怒、睡眠障碍躯体反应

隔离中出现可能 并发精神障碍

寻求专业机构 和人员帮助

提示: 疫情紧张不可怕,少看负面报道,维持正常的生活作息即可。

第 **5** 章

场所卫生要求

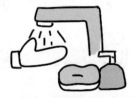

在学生学习场所如何预防新型冠状病毒感染？

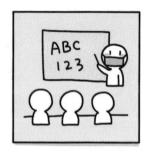

 保持清洁　做好消毒

 每日通风 3 次　每次 20 ～ 30 分钟

教室

 人与人保持 1.5 米以上距离

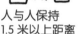 佩戴口罩

 勤洗手，多喝水

 避免喧哗和进食

 工作人员穿戴好防护用具

 保持通风干燥和卫生　每日消毒

图书馆

- 借阅时戴好口罩
- 借阅后及时洗手和消毒，不用手揉搓眼、鼻、口

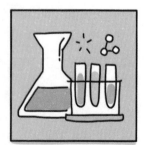

 戴好一次性乳胶手套和口罩

 妥善处理废弃耗材

 实验设备用具及时消毒

 严格按照七步洗手法洗手

实验室

提示： 学生学习场所人流密集，更需要注意预防聚集性感染出现。

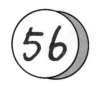

在学生生活场所如何预防新型冠状病毒感染?

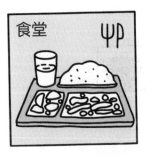

食堂

加强肉类
食品查验

食堂职工在
上岗前体温检查

戴口罩、洗手
及时更换口罩

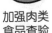
每日紫外线
高温消毒

配备洗手液、
消毒液

减少集中餐桌数量,分批进餐,保持距离间隔

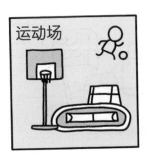

运动场

适当运动

不建议
近距离
接触运动

不建议
高强度运动

寝室

保持室内
空气流通

保持清洁干净
入室洗手

定期
消毒

勤洗澡
勤换洗衣被

注意休息
睡眠充足

提示: 学生在学校生活时应注意用餐卫生、勤锻炼及做好个人卫生。

中小学校及托幼机构如何预防新型冠状病毒感染？

①

- 建立落实领导责任制
- 职责划分到部门及个人

制订应急预案

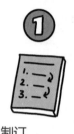

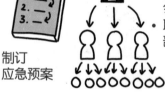

②

- 针对疫情开设防控知识讲座
- 做好防控知识宣讲，增强防病意识

③

- 做好学生疾病监测工作
- 严格落实晨、午检
- 发现相关症状立即通知家长和当地卫生部门并隔离

④

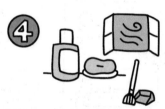

- 环境保持干燥卫生
- 保持室内空气流通
- 公共区域和设施每日消毒配备手消毒液或肥皂

⑤

- 减少集体性活动
- 倡导单人座
- 学生间保持一定距离
- 食堂用餐分批次

⑥

- 与家长建立密切联系
- 了解学生校外活动

提示： 学校及幼托机构应提升防疫认知，做好防疫准备和措施。

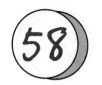

大中专院校
如何预防新型冠状病毒感染?

1

减少聚集性活动

2

做好防控知识宣讲
增强防病意识

3

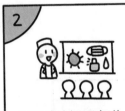

发现相关症状立即
隔离就医并上报

4

- 掌握学生假期动向
- 重点密切观察疫区
返校、社区家庭出
现相关病例的学生

5

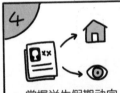

- 启动晨、午检制度
- 以班级为单位
检查是否有发热、
咳嗽及其他相关症状

6

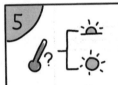

储备一定数量的
一次性口罩、消毒物品、
一次性手套、手消毒液
等物资

7

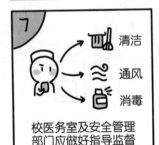

清洁

通风

消毒

校医务室及安全管理
部门应做好指导监督

提示: 增强师生防疫意识,减少不必要的集会,加强师生日常监测工作。

在公共交通场所怎样预防新型冠状病毒感染?

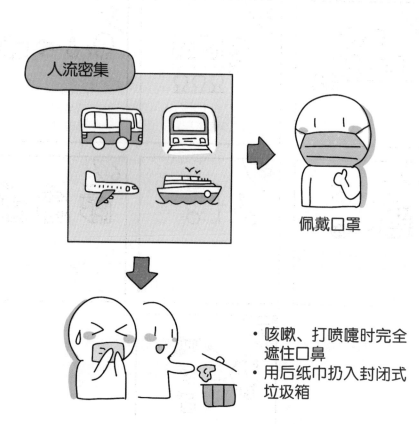

人流密集

佩戴口罩

· 咳嗽、打喷嚏时完全遮住口鼻
· 用后纸巾扔入封闭式垃圾箱

提示: 在人流密集的场所应注意佩戴口罩,做好个人防护及手卫生。

在电梯里
怎样预防新型冠状病毒感染?

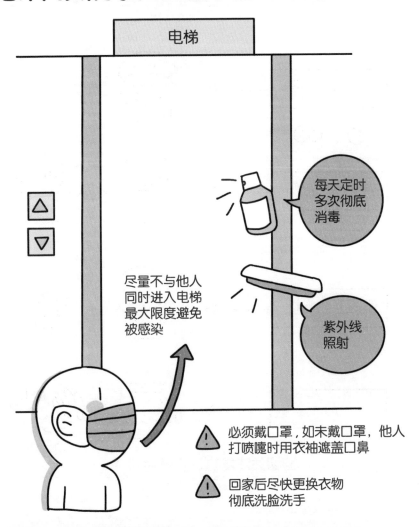

提示: 乘坐电梯时须佩戴口罩,乘坐后应及时做好手卫生。

65

61

在医院时怎样预防
新型冠状病毒感染?

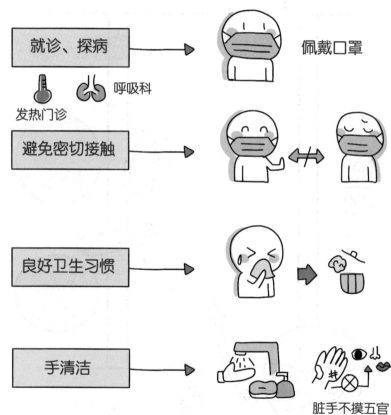

就诊、探病 ➡ 佩戴口罩

发热门诊 呼吸科

避免密切接触 ➡

良好卫生习惯 ➡

手清洁 ➡

脏手不摸五官

密切关注发热、咳嗽症状
及时就近就医

提示: 疫情流行时不盲目去医院就诊,可选择正规医疗平台进行线上咨询。

第 **6** 章

传染病相关知识

什么是法定传染病和检疫传染病？

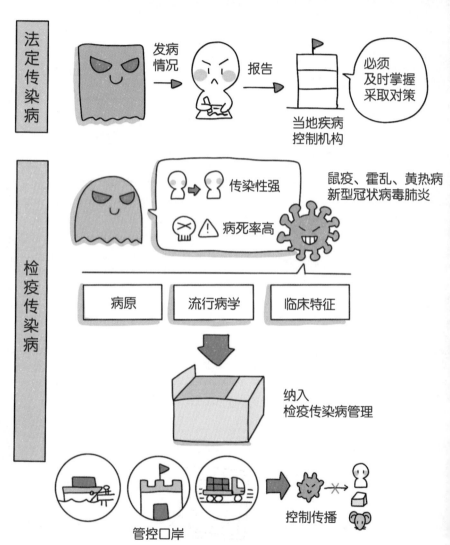

提示： 将新型冠状病毒纳入检疫传染病能够达到控制疾病传播的目的。

63

传染病的防治方针和原则是什么？

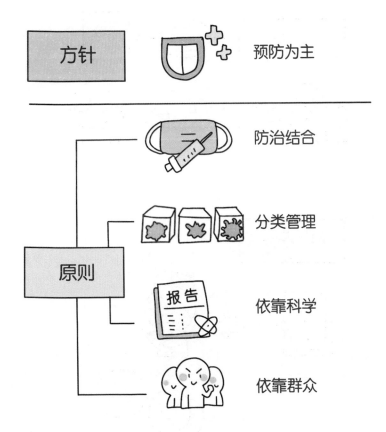

方针　預防为主

原则
防治结合
分类管理
依靠科学
依靠群众

提示： 我国对于传染病有着清晰的防治方针和原则。

为什么把新型冠状病毒肺炎纳入法定乙类传染病，按甲类管理？

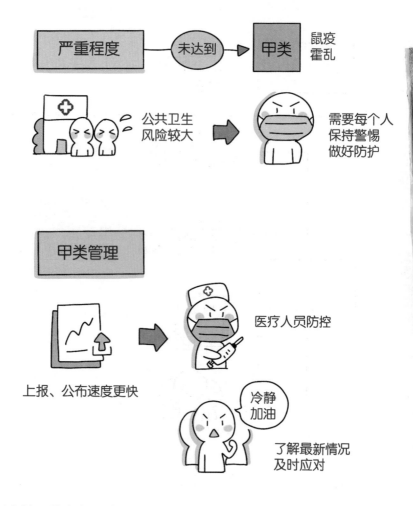

提示：甲类管理能方便医疗人员对疾病的防控，也便于大众及时了解信息。

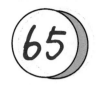

什么是超级传播者?

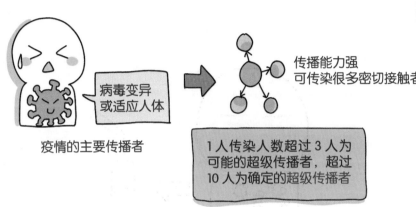

病毒变异
或适应人体

传播能力强
可传染很多密切接触者

疫情的主要传播者

1人传染人数超过3人为
可能的超级传播者,超过
10人为确定的超级传播者

特点

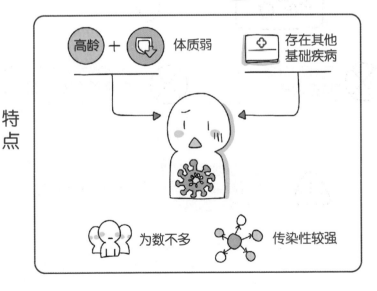

高龄 + 体质弱　　存在其他
基础疾病

为数不多　　传染性较强

提示: 新型冠状病毒的超级传播者情况值得警惕和关注,但无须恐慌。

什么是隐性感染者？

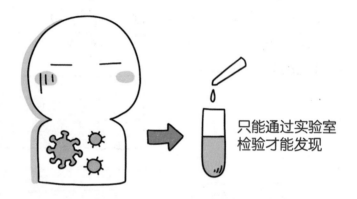

只能通过实验室
检验才能发现

 无任何临床症状和
体征表现

 病原复制或发育过程中
感染者不出现临床上可
识别的病症和体征

 包括新型冠状病毒在内
所有传染性病原的隐性感染者均具有
传播疾病的风险

提示： 隐性感染者又称无症状感染者，同样有传播疾病的风险。